AF342770

T.⁵ 141.

T.⁵ 141.

EXTRAIT DU BULLETIN DE L'ACADÉMIE DE MÉDECINE.

Août 1844.

EXAMEN CRITIQUE

DES FAITS

TOUCHANT LE VITALISME,

PAR J.-J. VIREY.

On a dit : la nature est *une ;* et en effet, les sciences physico-chimiques paraissent aujourd'hui pour plusieurs esprits, se confondre tellement avec les sciences physiologiques qu'elles suffiraient d'elles seules pour établir le phénomène de la vie et de l'organisation. Cette combinaison plus ou moins complexe des éléments chimiques de notre globe, quoique inexpliquée encore, semble avoir fait, selon quelques savants modernes, éclore spontanément les êtres animés à sa surface dans la longue nuit des siècles. De là suit cette opinion, soutenue en Allemagne surtout, que *la matière seule règne,* ou que nos divers matériaux telluriques possèdent intrinsèquement les forces éparses de la vitalité, qu'ils sont *cryptobies* (à vie cachée), mais capables de se développer par des circonstances favorables en divers équilibres ou formes organiques : aussi la théorie des générations spontanées n'y est point abandonnée encore.

1844

D'ailleurs ces principes résultent du système maintenant si débattu de la *philosophie* dite *de la nature*, ou du *panthéisme* autocratique. Il ne reconnaît dans l'univers qu'une substance unique sous un double aspect, jouissant à la fois de l'*étendue*, en tant que *matière*, et de la *pensée*, en tant qu'*intelligence*: seulement, celle-ci ne peut se manifester, suivant les sectateurs de cette hypothèse, que dans les conditions d'un organisme développé chez les animaux.

Mais nous sommes peu disposé à croire que le marbre ou le bronze d'une statue possède par son essence, ou contienne virtuellement les éléments de la sensibilité et de la pensée animatrice que Pygmalion cherchait dans sa Galathée, ni que les radicaux, les atomes de carbone, d'azote, d'hydrogène, d'oxigène, etc., séparés ou disgrégés par la mort et la putréfaction d'un cerveau humain, reprennent des fragments d'idées ou de perceptions qui ont pu les agiter pendant la vie. Par là s'écroule aussi le brillant système des *monades* de Leibnitz, qu'il présente comme des miroirs réfléchissant l'univers.

Quelle qu'ait été l'origine obscure des choses, nous voyons clairement d'abord et concevons une *matière brute, subsistante*, fixe, ou immanente par sa propre nature indépendamment de tout être vivant dont elle a dû précéder l'existence sur notre planète. A moins d'une métaphore poétique, on ne peut pas dire que le globe est vivant dans ses rochers, que la terre sent ou respire. Ni Spinosa, ni Schelling, Oken, Carus, Cabanis, Lamarck, n'ont été fondés à conférer l'intellect et des affections ou passions à cette masse anorganique primitive du globe, au granit, par exemple, comme nous allons en donner des preuves.

Aussi, toute espèce de matière n'est pas apte à recevoir la vie. L'arsenic, le mercure, le cuivre, le plomb, la baryte, etc., résistent à toute organisation ou la détruisent. D'autres éléments minéraux, la silice, la chaux, etc., peuvent bien entrer en combinaison avec nos tissus sans se pénétrer de vie toutefois par eux-mêmes, comme le phosphate calcaire des os, les sels, les coquilles, etc. Donc il existe des substances mortes ou pouvant tuer les vivants, tels sont les minéraux, les poisons non organisables, purement chimiques. Leurs combinaisons rebelles à toute vitalité en sont même repoussées ou éliminées.

Il faut alors reconnaître deux règnes distincts et parfaitement séparables, puisque le brut, le minéral (*indigesta moles*) primitif peut subsister par lui seul et antérieurement à toute organisation sur notre planète, à toute vie telle que nous la connaissons.

L'atome ou la molécule minérale *possède en soi la raison de son existence*, dit Kant ; c'est pourquoi elle resterait par elle seule éternellement indifférente au mouvement comme au repos. Elle se concentre donc sur elle-même par une force physico-chimique qui est la *cristallisation*. En effet, la matière première du globe à nous connue, le granit est constitué de radicaux primitifs comburés, d'oxides de métaux terreux, *silicium*, *calcium*, *aluminium*, etc., fondus et cristallisés. Toute substance travaillée par le feu ou dissoute par l'eau peut se cristalliser plus ou moins. *La cristallisation devient ainsi la forme primordiale de toute substance inorganique* ; car, même dans les corps organisés, tout ce qui reste à l'état cristallin et concret ne vit pas actuellement (des sels, des acides, la stéarine, l'urée, etc.).

Et par cela seul que le minéral est formé, jusque dans ses dernières molécules, de cristaux, il se doit construire en solides géométriques anguleux, par juxtaposition, comme l'ont démontré Haüy, Mitscherlich et autres minéralogistes. Il ne saurait donc ni s'accroître, de même que les tissus vivants, par intussusception, ni se nourrir, ni par suite engendrer et mourir. Il est ainsi stable ; chaque particule, indépendante du total, peut en être séparée, mais non pas même se putréfier. D'ailleurs le minéral composé d'éléments comburés, ou d'oxides, pour l'ordinaire terreux (*chtonogènes*), se combine chimiquement à la manière binaire des sels inorganiques, comme l'exprime Berzélius.

La mobilité de la vie ne peut s'accommoder de ces radicaux inconvertibles, puisque le fer, la chaux, la silice et autres substances purement minérales, sulfates, chlorhydrates, phosphates, etc., qui pénètrent dans les corps animés, n'y prennent jamais par elles-mêmes le mouvement vital, bien qu'elles le subissent par communication.

Les seuls matériaux susceptibles de vitalité et d'assimilation par nutrition sont des combustibles, tels que le carbone, l'azote, l'hydrogène (même combiné à l'oxigène dans l'eau), et sans doute aussi le soufre, le phosphore, peut-être avec d'autres associations plus ou moins mobiles et transformables.

On comprendra que le tissu organique diffère donc essentiellement, ou plutôt qu'il n'offre aucune connexité avec les minéraux cristallisables, ou morts, inactifs, fixes par eux seuls et qu'on peut fragmenter (1).

Au contraire, qui dit *organisation* exprime non seulement un concours harmonique d'éléments combustibles, équilibrés, ou s'associant *par une force spéciale* en un *centre d'unité* pour *constituer l'individu* ou le *moi*, absorber et s'assimiler des matériaux analogues à sa nature, mais de plus, tendance vers un but calculé d'avance, de conservation, par le moyen d'organes appropriés (membres et sens); enfin résistance à sa destruction et effort pour se reproduire ou multiplier.

Il ne faut pas néanmoins confondre comme identiques, avec certains physiologistes de nos jours, *la vie* et *l'organisation*, quoique connées, puisque celle-ci est l'instrument, l'autre son état fonctionnel ou agissant, lequel peut s'interrompre comme dans la graine ou l'œuf par la froidure, la dessicca-

---

(1) Il y a donc deux principaux modes d'existence de la matière à nous connue : 1º *le mode inorganique et chimique*, 2º *le mode organique, vital*. Le premier est minéral ou souterrain, *analysable*; le second est épigée ou périgée (autour de la terre ou à l'extérieur), et *synthétique* ou formant un corps individuel non réorganisable, tandis que la chimie peut reconstruire le minéral. L'animal, en mourant, rentre dans l'état souterrain, ou *hypogée* et minéral. Ses débris nourrissent les végétaux *épigées*, puis l'animal *périgée* reporte l'élaboration organique à son summum. Ainsi s'accomplit le cercle ou la *rotation des êtres* par leur destinée sur ce globe.

tion, etc. (1). *Les éléments matériels ne vivent donc point par eux-mêmes*, mais bien par le jeu centralisant de leur association temporaire. Pareillement, diverses productions anormales des végétaux et des animaux, les épiphytes et des entozoaires peuvent se développer ou subsister par la seule communication du mouvement vital et la nutrition, comme des satellites de la planète qui les entraîne ; tels sont les acéphalocystes, les corps fibreux, les tubercules, etc.

Pour reconnaître combien les sciences physico-chimiques ont été invoquées en vain dans l'explication de la vie, il suffira d'un court exposé de leurs principaux systèmes. Ni le *mécanisme statico-hydraulique* de Boerhaave ne rend raison de la tendance réparatrice et conservatrice du corps animal ou végétal ; ni l'*irritabilité hallérienne* de la fibre motrice n'a pu réussir à expliquer la formation embryogénique du poulet dans l'œuf ; ni l'*incitabilité* de Brown ne donne des notions satisfaisantes sur la transmutation des substances alimentaires en nos tissus et humeurs ; ni la *chimie vivante* des modernes, pas plus que l'ancienne théorie des *ferments,* ne saurait créer les facultés de sensibilité et de mobilité des parties ; ni les *propriétés* dites *vitales* par Bichat et d'autres physiologistes d'aujourd'hui, ne sont capables d'organiser le moindre viscère par elles-mêmes, ou de coordonner des membres. Enfin, la chimie brise, disgrège ou tue l'organisation intime du sang, du lait, du sperme, pour les analyser sans pouvoir les reconstruire, tandis que la vie associe, synthétise les éléments pour les défendre contre toute putréfaction ou les assimiler.

---

(1) Ces physiologistes ont dit, avec Lamarck : *L'organe est le résultat de la fonction.* Ainsi l'animal aspirant à fuir ce qui le blesse ou le gêne, s'efforcerait de se créer des membres, tentacules, bras ou pieds, des nageoires dans l'eau, des yeux pour voir, etc. Mais ce fait, d'ailleurs erroné, ne peut s'appliquer aux plantes immobiles, insensibles, qui développent pourtant des organes sexuels et autres. Ensuite, l'animal naissant apporte avec lui ses armes, ses dards, etc., pour vaincre sa proie, tous organes dont il ne pouvait prévoir le besoin, en venant au monde, sans une révélation providentielle. La fonction est donc postérieure à l'organe encore imparfait des fœtus : exemple, la génération, etc.

Or, c'est précisément ce concert synergique, qui constitue l'ensemble dont les parties sympathisent et se défendent (quoique plus lentement chez les végétaux), qui établit la vivification générale dans l'individu.

La vie ne peut procéder que de la vie par génération normale. En effet, du moment où le microscope a été découvert, les générations équivoques ont disparu. On a dévoilé les ovules, les graines des moindres insectes, ou mousses, jusque chez les infusoires de nos jours. On a réfléchi que la pourriture ou des atomes disgrégés au hasard ne pouvaient de leur propre science et habileté constituer les viscères, les yeux d'un imperceptible ciron pas plus que ceux d'un éléphant. Il faut laisser aux anciens ces crapauds tout formés par la fange des marais.

Lorsque les plus sublimes ressorts sont combinés dans l'encéphale d'une fourmi, que les lois savantes de l'optique et de l'acoustique sont mises à contribution pour divers sens par la nature seule, que les combinaisons les plus transcendantes de la chimie s'opèrent dans les sécrétions, quand la végétation elle-même manifeste des directions spontanées si ingénieuses pour la floraison, et une sorte de passion, d'amour dans la fécondation, enfin quand on admire des prédispositions si étonnantes de structure entre les sexes, pour n'accepter que telle sorte de pollen et de sperme, afin d'écarter les mélanges adultérins, ou pour empêcher de confondre les genres d'êtres les plus voisins, il est impossible d'admettre que la matière inorganique, toute brutale, d'elle seule s'élève à cette haute sagesse.

Car ne voyons-nous pas se déployer de merveilleux instincts, conservateurs, inappris, dans cet œuf d'insecte abandonné aux conflits d'une nature marâtre et sauvage ? Le jeune orphelin lutte seul contre ces intempéries du monde extérieur ; le plus faible moucheron a sa spontanéité calculée et son autocratie contre les éléments conjurés ; mais les formes protectrices ont été si habilement appropriées à la destination providentielle de l'oiseau, du reptile sans membres, que ses actes il les gouverne sans la moindre intelligence du but qu'il doit atteindre. Qui ne voit ici cette *science infuse* mouvant l'être indépendamment, et parfois même contre sa volonté, mais pour un utile intérêt, comme dans l'amour, la colère ? Cette prescience n'est ni dans l'arbre ni dans l'animal, mais déjà elle existe tracée dans cette disposition native du germe (œuf ou graine) qui organise l'aiguillon de l'abeille, comme les linéaments de la fleur pour s'épanouir et remplir leur rôle préparé d'avance dans l'avenir.

C'est pourquoi la vie est cette cause agissante, *essentiellement intelligente*, bien que dépourvue d'intellect extérieur. Les philosophes de l'antiquité, les plus profonds observateurs, la considéraient comme une ψυχη (*anima*) déléguée à chaque forme spécifique, aspirant à rétablir l'équilibre troublé par les maladies, à compléter ou réparer son organisme après les amputations et les pertes, résistant jusqu'à certaines limites aux efforts destructeurs, portant la nourriture où il le faut, immolant même au besoin une mère à sa progéniture. Le système atomistique des épicuriens a-t-il jamais pu expliquer ces faits?

Certes, s'il y a dans nous un principe distinct de la matière de nos corps qui parfois en contrarie le jeu ou le modifie pour un but salutaire, cette *autocratie interne* dirigeant l'économie de toutes les créatures animées préside à leurs générations; elle restitue les formes pures, primordiales, entières, aux fœtus des individus difformes, écourtés, manchots, bossus, déviés, d'après le plan correct et primitif de l'espèce. Il y a donc une *nature* sage et prévoyante, attribuant des organes réguliers bien coordonnés pour un genre de vie dans le monde extérieur, instruisant sans être instruite, απαιδευτη, l'insecte même, ou guidant l'individu dans le cercle de son existence pour accomplir sa destinée. Que ces arguments soient surannés, ils ne subsistent pas moins irréfutables.

Il y a donc, à l'opposé des opinions fausses maintenant enseignées et régnantes dans plusieurs écoles médicales de France et d'Allemagne, opinions qui modifient vicieusement la pratique de l'art :

1° Des matériaux essentiellement bruts, comburés, anorganiques et abiotiques, constituant la masse minérale de notre globe, ou même *résistant à toute vitalité*. Ils cristallisent par juxtaposition : ainsi la vie n'émane pas d'eux, contrairement aux panthéistes (1).

2° La *vie véritable* n'existe que dans des corps organiques, émanés d'une *forme sphérique originelle* (œuf ou cellule) par une *génération*, concours harmonique de particules conspirant à l'unité centrale, et résistant jusqu'à certain point aux lois du monde physique pendant une période déterminée de durée.

3° Ces matériaux susceptibles de composition anatomique et d'évolution du centre à la circonférence, par leur sphéricité primitive, sont essentiellement de *nature combustible* (carbone, azote, hydrogène, etc.). Différents des minéraux, ils ne peuvent se constituer qu'à la surface du globe ou dans les eaux, et avec le concours de l'air atmosphérique ou de l'oxigène, et d'une douce chaleur ou même de la lumière.

4° La chimie prouve que le *carbone* prédomine dans les textures végétales, et l'*azote* ou l'*ammonium*, au contraire, chez les animaux. Ceux-ci ont besoin d'oxigène respiratoire

---

(1) La souveraine puissance créatrice pouvait *unir la pensée à la matière*, sans doute, comme le présume Locke; mais l'a-t-elle voulu? Où sont les caractères de la pensée et de la vie chez les matériaux bruts, inorganiques? Ce n'est donc qu'une supposition ou simple allégation. Car ces molécules minérales ou autres disgrégées, décomposées par la mort, conservent-elles la *faculté de sentir, de penser?* facultés qui, tout au plus, résulteraient de la *synergie harmonique* de parties organisées par une profonde intelligence, ou de leurs mouvements coordonnés et sympathiques. Demande-t-on, après que les cordes de la lyre sont détraquées et brisées, où se trouvent le concert, les accords harmonieux des sons?

L'âme, dira-t-on, consistait dans cet ensemble du jeu des organes sensibles et percevants du système nerveux vivant, par son concours. N'est-elle pas ce que Pythagore exprimait en disant qu'elle était *unité, harmonie?*

Toujours est-il que cet ensemble coordonné ne peut être le produit spontané d'une masse inerte, inorganique, inintelligente : ce serait une merveille incompréhensible. Il faut donc *force intelligente, élaboratrice en dehors* des éléments bruts. L'observation de la nature nous contraint de le reconnaître sous peine d'absurdité, cet Artisan sublime !

pour entretenir l'excitation vitale et la caloricité, tandis que la plante absorbe des éléments carbonifères.

5° Les *formes spécifiques* (animales et végétales) correspondent nécessairement à la proportion des éléments organisables comme aux conditions de calorique, de lumière, d'humidité et des mouvements diurnes ou annuels de notre planète ; elles expriment même la perfection, la santé, la beauté. Ces structures conforment leurs habitudes hygiéniques, vitales et leur organisation au climat, aux lieux qu'elles sont destinées à peupler. Il est absurde de soutenir que des localités et des circonstances identiques aient pu créer ces êtres si différents qu'on y voit éclore.

6° La *cristallisation* est le principe formateur du règne minéral, non vivant et non générateur. Au contraire, *tout ce qui vit émane d'un germe* (œuf, graine, spore, ou propagule), jusque dans l'infusoire microscopique, comme l'ont reconnu Ehrenberg avec d'autres modernes observateurs. Car il y a coordination harmonique de parties relativement à un but fonctionnel, même chez les végétaux et animaux agames ou cryptogames, et résistance vitale jusque dans les vers intestinaux à formes normales, dans nos viscères digestifs qui ne les digèrent pas.

7° Cette coordination harmonique se manifeste parmi les *séries* et les *groupes* de genres ou d'espèces d'animaux fraternisant comme les plantes, constituant une *chaîne d'êtres* ou des embranchements émanant de souches soit analogues, soit de structures voisines. Ces *familles* de créations correspondantes attestant un plan général, déposent contre de prétendues productions spontanées ou du hasard. Il est donc impossible de n'y point reconnaître un résultat d'ordre et d'intelligence incompatible avec des matériaux bruts.

Un *principe vital* nous paraît ici présider inévitablemen aux productions organisées, immanent ou circulant dans elles sans cesse par des générations successives non interrompues (1).

---

(1) Puisque l'œuf non fécondé ne donne par l'incubation qu'un putri-

*

Cette vérité est ainsi démontrée par les faits.

— M. Rochoux : Il faut laisser le panthéisme allemand à ceux qui croient pouvoir le comprendre ; il ne faut pas faire plus de cas de l'atomisme de Leibnitz, et revenir franchement à l'atomisme d'Épicure, qui seul peut résoudre les difficultés sous le poids desquelles M. Virey a cru pouvoir écraser les unitaires. Il suffit, en effet, pour montrer la vérité de leur système de rappeler que l'atome existe, possède de toute éternité une activité, une forme et une solidité qui restent invariablement les mêmes. L'indivisibilité ou solidité est prouvée par les limites qui arrêtent la décomposition chimique, et donnent lieu aux compositions qui recommencent ensuite. La forme de l'atome a pour preuve l'existence des formes dans tout ce qu'il nous est donné d'observer, formes qui ne pourraient pas se montrer si l'élément n'était pas lui-même figuré. Avec ces trois qualités, il est facile de dire comment, à mesure que les combinaisons d'atomes se compliquent, les composés ou agrégats développent des facultés de plus en plus élevées, et cela sans qu'il soit nécessaire de recourir à une force active, indépendante de la matière. Car puisque M. Virey reconnaît que des éléments dépourvus de raison peuvent se prendre en cristaux réguliers, dans les sels, il n'est pas plus difficile d'admettre que d'autres combinaisons puissent produire une moisissure, un champignon, une fleur, et enfin les animaux de l'ordre le plus élevé. D'où il suit que toute distinction disparaît entre le règne organique et le règne inorganique ; qu'il n'y a ni ne peut y avoir de hasard dans la production de phénomènes qui tiennent à des propriétés invariables, et qu'enfin les faits d'inertie de la matière invoqués par M. Virey, comme l'exemple de la graine qui reste longtemps sans germer, ne sont que des cas d'équilibre, où l'on voit des forces agir en sens opposé, et

---

lage, il faut donc autre chose que de la matière pour la vivification avec le sperme, il faut une *force centralisante*.

produire ainsi un repos apparent, qui en réalité est une action incessante.

— M. Royer-Collard demande la parole, et s'exprime en ces termes :

Messieurs, je ne vous entretiendrai pas d'Épicure et de ses atomes, de Leibnitz et de ses monades ; mais je crois devoir vous rappeler, on pourrait l'avoir oublié, qu'au fond de toutes les dissertations que vous venez d'entendre, se trouve cachée l'une des plus graves questions qui puissent occuper les physiologistes. Il s'agit, en réalité, de déterminer quel est le rôle des forces physiques et chimiques dans les phénomènes de la vie, et jusqu'à quel point la physique et la chimie peuvent intervenir dans l'explication de ces phénomènes. Cette question n'est pas née d'hier ; elle a été agitée dans tous les temps ; mais, grâces aux progrès de la science, elle acquiert, à l'époque où nous vivons, une importance toute nouvelle : de sa solution dépend nécessairement la direction que nous devons donner à nos études, et, par conséquent, l'avenir même de la physiologie. M. Virey l'a parfaitement compris. Il s'est appliqué, dans son travail, à démontrer qu'une barrière infranchissable sépare la matière vivante de la matière inorganique, que des forces différentes les animent, que des lois différentes les régissent, et que, dans aucun cas, les opérations vitales ne sauraient être assimilées aux phénomènes que présentent les corps inertes. Je n'entends nullement, vous le pensez bien, traiter ici un si vaste sujet ; je me contenterai d'adresser plusieurs objections à M. Virey.

I. En premier lieu, je lui ferai remarquer qu'il n'a point eu assez égard, dans sa discussion, aux données de la science actuelle, et qu'en prêtant à ses adversaires, dont je fais partie, des doctrines depuis longtemps abandonnées, il les a combattues par des arguments qui n'ont plus aujourd'hui qu'une faible valeur. Nous n'en sommes plus, Dieu merci, à la physique et à la chimie de Borelli et de Boerhaave, et c'est triompher à trop bon marché que de s'attaquer aux vieilles idées des iatromécaniciens et des iatrochimistes du XVIIe siècle.

Ainsi, M. Virey suppose que nous confondons dans une même catégorie les corps vivants et ceux qui sont privés de la vie, et que nous leur attribuons des actions de même nature. Qui donc soutient sérieusement de pareilles opinions ? Ne savons-nous pas, ne répétons-nous pas tous les jours que c'est le mode de structure d'un corps qui détermine son mode d'action, et que, par cela même qu'une substance brute est autrement composée qu'une substance organisée, elle agit nécessairement d'une autre manière ? Ce que nous prétendons, c'est que la matière est identique au fond dans les deux substances, et que, par conséquent, l'action organique peut, aussi bien que la substance elle-même, se décomposer en un certain nombre d'actions inorganiques, soumises, non pas aux mêmes lois, mais à un même système de lois, lesquelles dérivent toutes des mêmes principes.

De même, M. Virey nie énergiquement la génération spontanée, cette *génération par hasard*, comme il l'appelle.

Il faut ici distinguer. Les uns, comme de La Mettrie, comme MM. Fray, de Berlin, et Gruithuisen, admettent qu'un végétal, qu'un animal, peuvent se former de toutes pièces, par le seul rapprochement de plusieurs molécules inorganiques, combinées entre elles sous telles ou telles influences. D'autres, s'appuyant sur les observations nombreuses et bien connues de MM. Turpin, Gaillon, Edwards, Bory de Saint-Vincent et autres, se bornent à établir en fait que des débris de végétaux ou d'animaux se décomposent parfois en globules, granules, ou animalcules de différents genres, qui s'unissent ensuite les uns aux autres, affectent certaines dispositions, et deviennent ainsi de nouveaux êtres, jouissant bientôt d'une vie isolée et indépendante. Je pourrais, à cette occasion, rappeler encore la théorie de la cellule, adoptée, même en France, par des hommes d'une grande autorité, mais à laquelle je n'ajoute, pour mon compte, qu'une foi médiocre. Quoi qu'il en soit, ce sont là deux modes très distincts de génération spontanée, dont l'un est beaucoup moins contestable que l'autre. Voilà sur quel terrain il eût fallu se placer pour discuter avec pleine connaissance de cause la doctrine de la génération spontanée. Et, dans tous les cas, que signifient ces mots de *génération par hasard ?* Qui donc a parlé de hasard ? Il n'y a pas de hasard en ce monde, pas plus dans les faits physiques que dans les faits physiologiques; tout est nécessaire, en ce sens que tout résulte de lois constantes, universelles et infaillibles, aussi bien la formation d'un sel ou d'un oxide, que celle d'une plante ou d'un mammifère.

Enfin, M. Virey nous objecte encore cet argument si souvent reproduit par les vitalistes : « Faites-nous donc, dit-il, avec la chimie, une substance organique quelconque. »

Que prouve cet argument? N'est-il pas aussi des substances inorganiques que la chimie décompose et ne saurait refaire? En sont-elles, pour cela, d'une autre nature? MM. Wœhler et Liebig ne sont-ils pas parvenus d'ailleurs à fabriquer assez exactement de l'urée, de l'acide urique et de l'allantoïne? A peine l'analyse des corps organiques vient de commencer, et déjà vous exigez de la synthèse! Laissez faire le temps; ce qu'on a obtenu jusqu'ici répond suffisamment de ce qu'on obtiendra par la suite.

II. Je ferai à M. Virey une seconde observation.

Son travail se termine par une série de propositions, tendant à indiquer d'une manière précise les attributs spéciaux qui caractérisent les êtres vivants. Eh bien! je dirai que la plupart de ces propositions n'affirment véritablement que des hypothèses.

« Tout corps organique, dit-il, commence par la forme sphérique, et tout corps inorganique par la forme anguleuse. » — Qui vous l'a dit? A quoi bon, du reste, remonter à la forme primordiale des corps? Poser de tels principes, c'est faire une cosmogonie, et les cosmogonies ne sont plus de mise dans les sciences physiques et naturelles.

« Dans les corps organiques, dit-il encore, l'évolution se fait toujours du centre à la circonférence.» — Rien de moins prouvé, ou plutôt rien de moins constant. Il serait bon, au surplus , de fixer ici la valeur des termes. Qu'appelez-vous le *centre* et la *circonférence ?* Qu'appelez-vous l'*évolution ?* Je me chargerais volontiers de soutenir, pour un grand nombre de cas , l'opinion exactement contraire.

« La même séparation existe entre le règne animal et le règne végétal , qu'entre le végétal et le minéral. » — Ici, je rappelle les observations que j'ai citées plus haut en parlant de la génération spontanée ; elles suffisent, du moins, pour mettre fortement en doute la vérité de cette allégation.

« Les substances végétales ont pour caractère d'être principalement carbonées, et les substances animales d'être principalement azotées. » — Il me serait facile de démontrer que certaines substances végétales contiennent une grande quantité d'azote, tandis que certaines substances animales en sont complétement dépourvues. Ajoutons que les travaux récents de MM. Payen , Dumas et Boussingault ont ôté tout crédit à la distinction que veut établir M. Virey.

La doctrine générale de notre savant confrère n'est pas plus incontestable que ne le sont ses propositions détachées : « Les végétaux comparés aux minéraux , les animaux comparés aux végétaux, manifestent leur existence par des actions qui leur sont propres et ne se retrouvent pas ailleurs ; donc, il faut reconnaître dans ces différents êtres des propriétés spéciales, des forces spéciales. » — Mais avons-nous nié ces propriétés spéciales ? Les formes de la matière inorganique , les combinaisons inorganiques , ne sont pas les mêmes que les formes organiques, que les combinaisons organiques ; les formes de la matière animale, les combinaisons animales, ne sont pas les mêmes que les formes végétales, que les combinaisons végétales ; par conséquent, les propriétés de la matière organique ne sont pas les mêmes que celles de la matière inorganique ; les propriétés de la matière animale ne sont pas les mêmes que celles de la matière végétale. Si par le mot *forces* vous entendez *propriétés,* nous serons donc parfaitement d'accord ; mais si, par ce mot, vous voulez exprimer un principe actif particulier, différent du principe qui anime la matière universelle , je dis alors que c'est vous qui faites une hypothèse, et que rien n'autorise suffisamment votre hypothèse. Je dis que je n'ai nul besoin de cette hypothèse; qu'elle n'ajoute rien, ni à mes connaissances, ni aux ressources qui m'en peuvent faire acquérir de nouvelles; qu'elle ne me sert ni comme moyen d'explication, ni comme moyen d'exploration. Je dis enfin qu'elle a le grave inconvénient de satisfaire à peu de frais les esprits superficiels, et d'opposer ainsi une limite dangereuse aux progrès de l'investigation scientifique.

III. J'arrive à ma dernière observation.

Les vitalistes, et en particulier M. Virey, empruntant à certaines discussions religieuses et philosophiques un procédé d'argumentation plus commode que convenable, reprochent à leurs adversaires la *grossièreté* de ces opinions, qui, dépouillant l'homme et les animaux de leurs plus nobles prérogatives, les ravalent au niveau de la pierre ou du métal, et soumettent ainsi toute la création aux vues d'un *panthéisme*, d'un *matérialisme* étroit et abject.

Je pourrais répondre que ces opinions, si elles étaient démontrées vraies, ne seraient ni abjectes ni élevées; elles seraient vaies, et voilà tout. Il n'y a rien d'abject dans l'œuvre de la Providence, qui, sans doute, entend autrement que nous les rapports de la créature à son créateur. Je pourrais encore, reprenant ce mot de *panthéisme*, si souvent employé de nos jours par des gens qui n'en comprennent pas la véritable signification, demander en quoi il s'applique à notre manière de voir, et comment c'est dire que *tout est Dieu*, que de prétendre ramener à un même système de lois tous les phénomènes de la nature. Mais je passe à travers les mots, et je vais aux choses : je n'hésite pas à déclarer que de toutes les doctrines professées par des philosophes, il n'en est aucune qui, à mon sens, mérite autant que celles des vitalistes cette accusation de *matérialisme* qu'ils dirigent contre nous. Comment donc ne voient-ils pas qu'en attribuant à la matière, vivante ou morte, une spontanéité, une liberté, une volonté, qui n'appartiennent qu'à l'âme raisonnable, ils assimilent la force aveugle à la force réfléchie, et l'instinct à l'intelligence?

Vous exaltez ces profondes combinaisons, *cette haute sagesse* que déploient dans leurs actes la plante ou l'insecte, cette sagacité qui leur fait trouver avec tant de sûreté la satisfaction de leurs besoins : cependant, les corps bruts n'ont-ils pas aussi leurs attractions et leurs répulsions, leurs préférences, et, comme on dit, leurs affinités ? Ne savez-vous pas que plus un animal occupe un rang inférieur dans l'échelle zoologique, plus éclatent en lui ces merveilles de l'instinct que vous prenez pour un calcul ? Le dernier d'entre eux se trompe-t-il jamais dans le choix de sa nourriture ? Ne dépose-t-il pas toujours ses œufs dans le lieu le mieux abrité et le plus favorable à leur développement ? Ne semble-t-il pas plus savant dans l'art de vivre que l'homme lui-même ? Mais *cette haute sagesse* que vous admirez, elle est en lui, et non pas à lui ; ce n'est pas la vie, force matérielle, c'est la force divine (*mens divinior*) qui agit sous cette forme, la même qui conduit les astres dans leur cours, qui donne aux plantes leur parure, qui fait mouvoir mon bras ou respirer mon poumon, sous l'influence de l'air et de la lumière. Je n'admets pas plus de spontanéité, d'activité dans les organes vivants que dans les corps inorganiques ; il n'y a d'actif que ce qui est libre ; il n'y a de libre que la volonté, attribut exclusif de l'âme humaine ; tout le reste est fatal, est passif de sa nature. Plus vous accordez à la vie, plus vous retranchez à l'âme. Si donc il est une doctrine, je le répète, que l'on puisse appeler *matérialiste*, c'est assurément celle du vitalisme ; doctrine bâtarde, qui, déplaçant la liberté qu'elle n'ose ni admettre ni repousser tout entière, la transporte d'autorité dans la partie brute de l'homme ; qui crée ainsi une prétendue spiritualité de la matière, un je ne sais quoi, force occulte, être dans un autre être, à la fois cause et effet de l'organisation ; qui nous représente enfin un certain nombre d'individus qu'elle appelle vivants, exilés en quelque sorte dans leur grandeur, seuls et sans liaison dans l'ordre universel, et laissés à part dans la création, comme un anneau isolé de la grande chaîne !

L'Académie voudra bien m'excuser, j'ose l'espérer, d'avoir si longtemps abusé de sa bienveillante attention ; je tenais à démontrer :

1° Que M. Virey n'a point suffisamment tenu compte, dans sa dissertation, des lumières de la science moderne, et a malheureusement consacré son talent à reproduire des arguments qui ont perdu leur principale force ;

2° Qu'il n'a guère fait que substituer, dans ses conclusions, des hypothèses à d'autres hypothèses ;

3° Que le reproche de matérialisme adressé par lui à ses adversaires pourrait être renvoyé, à plus juste titre, aux partisans de la doctrine dont il s'est proclamé le défenseur.

— M. Virey répond aux objections de M. Royer-Collard, qu'il reconnaît ingénieuses et savantes. Elles n'infirment point l'action de la vitalité ; car la respiration, la nutrition, l'hématose, offrent plusieurs opérations chimiques dans notre économie, mais toujours sous la dépendance de la force vitale qui les modifie et se les approprie selon les besoins de l'être. Lorsque la chimie produit des composés analogues à ceux de l'organisme, comme l'urée factice obtenue par Vœhler, sans doute les éléments constitutifs sont les mêmes, mais l'auteur a reconnu plus tard qu'ils se désassocient d'eux seuls : ce qui n'arrive pas pour la véritable urée animale. Je n'ai pas séparé le règne animal du végétal pour rapprocher celui-ci des minéraux. Les autres remarques faites sur les générations spontanées, si elles prouvent qu'il n'y a point de hasard dans la nature, sont loin de démontrer que les êtres organisés naissent sans un germe contenant des linéaments primitifs de leur structure. Les recherches de feu Turpin, notre ami, et autres observateurs récents, ne confirment rien sur ce sujet. Si M. Royer-Collard préfère d'attribuer à une *âme* ce que M. Virey dit de *la vie* ou *vitalité*, cela ne change point le fond de la discussion : seulement le terme de *vitalisme* ne préjuge rien sur la cause, tandis que celui d'âme déjà employé par Stahl et son école a un inconvénient. C'est qu'il faudrait attribuer, comme le faisait remarquer jadis saint Augustin, des âmes, même à des puces et à des poux..... Que les corps organisés émanent tous d'une forme sphérique originaire, par évolution du dedans au de-

hors, c'est un fait d'observation reconnu généralement aujourd'hui en histoire naturelle, même pour les espèces d'animaux à forme double ou symétrique, d'après les modernes
recherches d'embryogénie.

— M. Castel : Après tout ce qui a été dit d'utile dans cette
discussion, je ne prendrais point la parole si je ne trouvais
l'occasion de combattre quelques préjugés qui règnent depuis
quelques années, et qui obscurcissent la plupart des explica-
tions, soit en physiologie, soit en pathologie. Est-ce donc une
chose si difficile que de savoir comment nous vivons, comment
la vie commence, comment elle persiste ? Ne peut-on admettre
le vitalisme sans exclure la physique et la chimie de la
science de l'homme ? Ne peut-on repousser le vitalisme sans
admettre ou sans exagérer l'influence de la physique et de la
chimie ? Cette influence doit être considérée comme moyen
et non comme élément. La vie est subordonnée aux agents
extérieurs beaucoup plus qu'à un principe inhérent à l'organisme. Nous sommes dépendants de tout ce qui nous envi-
ronne. Le principe vital n'est autre chose que l'ensemble
des fonctions. Lui supposer une existence indépendante,
isolée, une suprématie, doit être attribué aux mêmes pré-
ventions qui fait qu'on individualise chaque phénomène,
qu'on n'établit aucune relation entre les faits. On ne sait
point analyser la vie, on la considère comme une abstrac-
tion, on la considère comme une cause au lieu de la considérer comme un produit. On ne remonte point à deux agents
primordiaux, la sensibilité et les stimulants. Ils ne peuvent
rien l'un sans l'autre. Certaines maladies nous présentent une
analyse spontanée de la vie : les poumons sont-ils profondé-
ment affectés, la vie s'éteint quoique le système nerveux
soit sain et sauf. Se fait-il un épanchement dans le cerveau,
la vie cesse quoique le système vasculaire n'ait subi aucune
atteinte. L'hypothèse du vitalisme suffirait-elle pour rendre
raison de ces contrastes ?

—M. Virey termine ses réponses aux remarques de M. Castel,

en disant qu'il ne s'agit pas seulement de considérer l'action des excitants extérieurs sur les organismes (comme l'ont fait les browniens) pour expliquer la vie selon leur système. Le phénomène capital de l'organisation est cette *unité*, cet ensemble harmonique qui réunit toutes les parties et les fonctions. C'est là le fait le plus inexplicable par les moyens mécaniques ou chimiques proposés dans les diverses hypothèses. De là vient la nécessité d'admettre une force agissante interne, ou principe vital, lequel n'est pas cependant un être qu'on puisse isoler ou mettre à part de l'organisation matérielle, mais qui s'en distingue par ses facultés spéciales.

PARIS — IMPRIMERIE DE BOURGOGNE ET MARTINET, rue Jacob, 30.